Reizdarm natürlich behandeln

- Das Selbsthilfebuch -

Woran Sie einen Reizdarm gezielt erkennen, mit einfachen Mitteln Schritt für Schritt heilen und mehr Vitalität und Lebensfreude verspüren

Martin Clemens

INHALT

Das erwartet Sie in diesem Buch

„Wieso habe ich jetzt schon wieder Durchfall? Heute Morgen hatte ich noch Verstopfung." „Kann ich dieses Nahrungsmittel nicht vertragen oder warum habe ich nun Bauchschmerzen?" „Wenn ich nur wüsste, warum mein Darm so verrückt spielt." Kommen Ihnen diese Fragen und Aussagen bekannt vor? Sind Sie schon auf die Idee gekommen, dass Ihr Darm gereizt sein könnte, oder schlimmer noch, dass Sie Darmkrebs haben, und Sie trauen sich eventuell nicht zum Arzt? Oder haben Sie die

Diagnose „Reizdarm" schon von Ihrem Arzt gestellt bekommen?

Egal, was auf Sie zutrifft, dieser Ratgeber soll Ihnen helfen, etwas Licht ins Dunkel zu bringen und Ihnen eventuelle Ängste zu nehmen. Ein Reizdarm kann zwar das Leben sehr stark beeinträchtigen, jedoch ist er nicht gefährlich, und es kann auch keine ernste Krankheit daraus entstehen. Außerdem gibt es sehr häufig die falsche Diagnose „Reizdarm", wovor ich Sie mit diesem Ratgeber bewahren möchte. Hier erfahren Sie nicht nur in den Bereichen „Entstehung", „Symptome" und „Verlauf" einiges über den Reizdarm, sondern auch, was Sie gegen die Symptome tun können, damit Sie nicht weiter von Ihrer Umwelt abgeschirmt sein müssen.

Viele Reizdarm-Betroffene sind so stark eingeschränkt, dass sie nicht einfach spontan mit Freunden etwas unternehmen können. Auch auf der Arbeit oder in der Schule fehlen sie ganz oft. Sie isolieren sich selbst. Aus dieser Isolation müssen sie raus. Und vor allen Dingen möchte ich Ihnen nahebringen, dass Sie nicht allein mit dieser Einschränkung sind, auch wenn Sie sich so fühlen sollten.

Reizdarm? Was ist das überhaupt?

D as Wort „Reiz" im Reizdarm klingt sehr negativ und ernst und lässt dementsprechend ein ungutes Gefühl und Sorge entstehen, wenn man solch eine Verdachtsdiagnose von seinem Arzt gesagt bekommt. Viele Fragen kommen auf einen Schlag auf, wie etwa: „Was passiert nun mit meinem Darm?", „Warum ist mein Darm gereizt und was ist schuld an der Reizung?", „Was kann der Reiz alles angreifen; sind vielleicht schon andere meiner Organe angegriffen?", oder „Kann diese Erkrankung die Entstehung von Krebs begünstigen?"

Vorweg möchte ich Sie als nochmalige Beruhigung wissen lassen, dass die Erkrankung „Reizdarm" nicht gefährlich ist, und auch kein Risiko von Entstehungen ernster und/oder schwerer Erkrankungen (z. B. Darmkrebs) besteht. Die schlimmste Auswirkung des Reizdarms ist die oft auftretende einschneidende Beeinträchtigung der Lebensqualität vieler Reizdarm-Patienten. Angesichts der Symptome, die ein Reizdarm auslösen kann, wie beispielsweise sehr starke Krämpfe oder Durchfälle, verlieren vielzählige Betroffene den Anschluss an dem öffentlichen Leben.

Bei einem Reizdarm ist glücklicherweise nicht das Organ an sich geschädigt, sondern „nur" die Funktion des Darms. Er arbeitet nicht mehr so, wie er soll, da er falsche oder unvollständige Anweisungen von unserem Nervensystem bekommt. Aufgrund dessen passiert beispielsweise, dass sich unser Darm entweder zu langsam oder zu schnell bewegt, was beides nicht gut für unsere Verdauung ist.

Der Reizdarm wird des Öfteren auch „Reizdarm-Syndrom" (kurz RDS) genannt. Das kommt daher, weil ein Syndrom aus vielen typischen Symptomen einer Krankheit besteht, was bei einem Reizdarm ebenso der Fall ist.

„Und woher kommen diese Symptome?", fragen Sie sich bestimmt gerade. Diesbezüglich muss man u. a. oft unsere Psyche zur Verantwortung ziehen. Aber dazu später mehr unter dem Kapitel weiter unten „Wie sich Emotionen und das Gefühlsleben auf unseren Darm auswirken": Viele, die sowas dann lesen, werden staunen, was unsere Psyche für Auswirkungen auf unseren Körper und seine Vorgänge haben kann, da sie sich dessen nicht zu 100 Prozent bewusst sind. Gehören Sie auch zu den Staunenden? Warten wir mal ab.

SYMPTOME EINES REIZDARMS

Nun folgt eine Aufzählung allgemeiner Symptome, die ein Reizdarm mit sich bringen kann. Es gibt allerdings verschiedene Typen eines Reizdarms (s. Seite 7, Kapitel: „Reizdarmtypen; welcher sind Sie?"), die anhand der auftretenden Symptome, dem Betroffenen zugeordnet werden können. Sprich: Das Auftreten, die Dauer und die Intensität der einzelnen Symptome sind, je nachdem, welcher Typ Sie sind, unterschiedlich ausgeprägt oder sogar gar nicht vorhanden.

Folgend aufgelistete Symptome können bei einem Reizdarm auftreten:

- Blähungen, mit oder ohne Blähbauch
- Sodbrennen, Reflux
- Verstopfung (oft im Wechsel mit Durchfall)
- Durchfall (oft im Wechsel mit Verstopfung)
- Schmerzen und/oder Krämpfe im Ober- und/oder Unterbauch
- Übelkeit mit und ohne Erbrechen
- Völlegefühl
- Das Gefühl, dass der Darm sich während des Toilettengangs nicht völlig entleeren kann
- Schleimauflagerungen auf dem Stuhl

Symptome, die schnell von einem Arzt abgeklärt werden sollen

Es gibt Symptome, die denen des Reizdarms sehr ähnlich sind, jedoch auf eine ernstere Erkrankung deuten könnten, die schnellstmöglicher Behandlung bedürfen. Deshalb, bei Auftreten eines oder mehrerer nachfolgender Symptome, so schnell wie möglich einen Arzt aufsuchen, damit er diese abklären kann.

- Blut im Stuhl
- sehr starker Durchfall gepaart mit Erbrechen (Gefahr einer Austrocknung)
- schneller, starker Gewichtsverlust, der nicht geplant ist
- Durchfall, der überwiegend nur nachts auftritt
- Fieber

REIZDARM-TYPEN; WELCHER SIND SIE?

Wie ich bereits erwähnt habe, gibt es Reizdarm-Typen, die ich Ihnen nun etwas näher erläutern möchte.

Folgende Typen gibt es:
- Durchfalltyp

Bei diesem Typ treten, neben den möglichen allgemeinen Symptomen, Durchfälle am meisten auf. Viele Betroffene berichten, dass die Durchfälle mit krampfartigen Schmerzen auftreten, die nach dem Toilettengang verschwinden.

• Verstopfungstyp

Hier ist das Hauptsymptom Verstopfung, sehr oft gepaart mit starken Schmerzen während des Toilettengangs.

• Mischtyp

Beim Mischtyp wechseln sich Durchfall und Verstopfung ab. Wobei die Abwechslung innerhalb eines Tages stattfinden kann, das heißt, Verstopfung und Durchfall kommen am selben Tag vor, oder eben auch täglich und / oder wöchentlich.

• Schmerz- und Blähungstyp

Manche Ärzte unterscheiden auch zwischen einem Schmerz- und Blähungstyp. Bei diesen Typen stehen entweder die Bauchschmerzen oder Blähungen im Vordergrund, weil dies die Lebensqualität der Betroffenen mehr beeinträchtigt als die anderen auftretenden Symptome. Jedoch sind auch beim Durchfall-, Verstopfungs- und Mischtyp Schmerzen, Krämpfe oder Blähungen Symptome, da sie zu den typischsten Symptomen bei einem Reizdarm zählen.

Sind Sie betroffen?

Trifft das eine oder andere Symptom eines Reizdarms, welches Ihren Alltag stark beeinträchtigt, auf Sie zu? Dann stellen Sie sich sicher spätestens jetzt die Frage: „Bin ich betroffen?" „Habe ich einen Reizdarm?"

Nun ja, das kann ich Ihnen leider beim besten Willen nicht beantworten. Das kann nur ein Arzt, am besten ein Facharzt, in dem Falle ein Gastroenterologe. Jedoch kann ich Ihnen folgenden hilfreichen Tipp geben.

VOR EINEM ARZTBESUCH EIN TAGEBUCH FÜHREN

Es erweist sich als sehr sinnvoll, wenn man mindestens vier Wochen vor dem Arztbesuch anfängt, ein Tagebuch zu schreiben, indem man u. a. sein Essverhalten und seine Beschwerden festhält. So kann Ihr Arzt besser und schneller herausfinden, ob Sie tatsächlich an einem Reizdarm erkrankt sind, und kann eventuell auch schon andere Erkrankungen ausschließen. So verkürzt sich der lange Weg, der vor Ihnen liegt, ein bisschen.

So ein Tagebuch sollten Sie so detailliert wie möglich führen. Dafür sollten Sie am besten folgende Punkte für mindestens 4 Wochen lang festhalten:

• Datum und Uhrzeit

• Ort (zu Hause, bei Freunden oder in einer Ihnen unbekannten Umgebung ...)

• Mahlzeiten, Zwischenmahlzeiten, Snacks, Naschereien (selbst zubereitet?)

• Getränke (hier auch notieren, ob mit oder ohne Kohlensäure)

• Medikamente

• Nahrungsergänzungsmittel

• Beschwerden (Symptome)

• Stimmungsgrundlage

• Stuhlgang (ja oder nein, Farbe, weich oder hart, Schleimauflagerungen?)

Der Besuch bei Ihrem Arzt

Der Gang zum Arzt ist jedes Mal mit sehr vielen Gefühlen verbunden. Aufregung, Ängste und Unsicherheit machen sich mit Ihnen auf dem Weg zu dem Arztgespräch. Das ist völlig normal und es würde überhaupt nichts bringen, wenn ich Ihnen jetzt raten würde, dass Sie keine Angst haben brauchen und nicht nervös sein müssen. Sie wären es höchstwahrscheinlich trotzdem.

Der Ablauf bei Ihrem Arzt wird der Übliche sein, wie sonst auch. Erst wird eine Anamnese stattfinden, wobei er Ihnen Fragen stellen wird, wie z. B. was Sie für Beschwerden haben und wie lange diese schon auftreten. Hier kommt dann Ihr Tagebuch zum Einsatz, welches schon viele Fragen beantworten wird, und auch schon akute Erkrankungen, wie z. B. Magen-Darm-Grippe ausgeschlossen werden können.

Nach der Anamnese wird Ihr Arzt Sie untersuchen, indem er Ihren Bauch abtastet und abhört. Auch hier kann Ihr Arzt schon andere Krankheiten ausschließen (z. B. eine Blinddarmentzündung oder einen Darmverschluss). Natürlich darf ein Ultraschall des Magens und Darms nicht fehlen, den Ihr Arzt ebenfalls durchführen sollte.

Da noch weitere Erkrankungen Ihres Verdauungstraktes ausgeschlossen werden sollten und auch müssen, wird Ihr Arzt eine Blutuntersuchung veranlassen und Sie zu einem Facharzt (hier: Gastroenterologe) überweisen. Dieser wird Ihnen hoffentlich eine CT-Untersuchung und/oder ein MRT und eine Magen-Darmspiegelung anordnen. Bei diesen Untersuchungen können wieder einige andere Erkrankungen ausgeschlossen werden, wie z. B. ein Magen- oder Darmtumor.

Sie müssen wissen, dass die Diagnose „Reizdarm" keine nachweisliche Diagnose ist, sondern eine Ausschlussdiagnose. Es muss eine Reihe anderer Krankheiten ausgeschlossen werden, damit ein „echter Reizdarm" am Ende überbleibt. Bis dahin müssen Sie sich unerfreulicherweise noch weiteren Untersuchungen unterziehen.

Bedauerlicherweise wird die Diagnose „Reizdarm" in sehr vielen Fällen zu voreilig von Ärzten diagnostiziert, vor allem bei Patienten, die im Vorfeld schon psychisch angeschlagen sind, an Depressionen leiden oder gelitten haben oder einfach nur unter Stress stehen. Solche Art von Patienten finden sich bedauerlicherweise ziemlich schnell bei Ärzten in der „Psycho-Schublade" wieder. Diese Tatsache musste ich selbst schon ein paar Mal erfahren, mehrmals als Arzthelferin auf meiner Arbeit und auch mal als Patientin. Um keine falsche Reizdarm-Diagnose zu bekommen, muss man als Patient bei seinem Arzt darauf bestehen, dass wirklich alle möglichen anderen Erkrankungen, Unverträglichkeiten und Allergien ausgeschlossen werden. Damit Sie wissen, was alles ausgeschlossen werden sollte, habe ich Ihnen im nächsten Kapitel alles aufgelistet.

WAS SOLLTE IHR ARZT ALLES AUSSCHLIEßEN UND WIE?

Hier möchte ich nun wirklich jede mir bekannte Krankheit, Unverträglichkeit, Intoleranz, Allergie und Mängel aufzählen, die ausgeschlossen werden sollten. Auch jene, die so gut wie immer sehr schnell und gewissenhaft vom Hausarzt ausgeschlossen werden. Dahinter werde ich in Klammern dazuschreiben, welche Untersuchung dazu notwendig ist.

Legen wir los:

- Magen-Darm-Grippe (Wird spätestens beim Abtasten und Abhören ausgeschlossen, meistens ist es aber schon während der Anamnese mithilfe Ihres Tagebuchs oder Ihren mündlichen Antworten auf die Fragen Ihres Arztes geklärt.)
- Magenschleimhaut- oder Darmentzündung (Magen- und Darmspiegelung)
- Magengeschwür (Magenspiegelung)
- Blinddarmentzündung oder /-durchbruch
- Darmverschluss (Schon beim Abhören/-tasten kann der Mediziner einen Darmverschluss

ausschließen. Endgültig wird er über Ultraschall ausgeschlossen.)

• Sodbrennen und Reflux (Magenspiegelung)

• Magen-, Darm- und Eierstockkrebs (Bei einer CT kann man Tumore erkennen, um herauszufinden, ob sie gut oder bösartig sind, kann nur eine Biopsie, sprich: eine Probeentnahme per Magen- und Darmspiegelung ans Licht bringen.)

• Aufnahme von verdorbenen Nahrungsmitteln (Wird während der Anamnese diagnostiziert)

• Vergiftungen (Auch hier kann der Arzt während der Anamnese herausfinden, ob Sie irgendwas Giftiges zu sich genommen haben. Wenn es nicht ganz sicher ist, hilft eine Blutanalyse.)

• Bauchspeicheldrüsenschwäche (Gallenfunktionsstörung) (hier wird in einer Stuhlprobe geprüft, wie hoch die Konzentration wichtiger Enzyme für die Verdauung ist. Liegt sie unter der Norm, besteht eine Bauchspeicheldrüsenschwäche)

• Morbus Crohn (Magen- und Darmspiegelung und ein MRT)

• Nahrungsmittelintoleranzen/-allergien

    o   Fruktoseintoleranz

- o Sorbitintoleranz
- o Histaminintoleranz
- o Glutenintoleranz
- o Laktoseintoleranz

• Medikamentenunverträglichkeit (Blutanalyse)

• Mastzellaktivierungssyndrom (Dieses Syndrom ist schwierig zu diagnostizieren. Wichtig für die Diagnosefindung sind bestimmte Blutwerte, eine Urinprobe (N-Methylhistamin) und Biopsien aus Magen und Darm)

• Vitaminmangel (Vitamin D oder B12) (Blutanalyse)

Sie haben bestimmt gemerkt, dass hinter „Blinddarmentzündung oder -durchbruch" und „Nahrungsmittelintoleranzen oder -allergien" nichts in Klammern dahintersteht. Die Untersuchungen, die Ärzte hier anwenden oder verordnen, sind etwas umfangreicher zu erläutern. Deshalb mache ich das jetzt.

Blinddarmentzündung oder -durchbruch: Um diese zwei Sachen auszuschließen oder zu bestätigen, gibt es fünf Untersuchungsmethoden, die Ärzte anwenden können, um den Verdacht zu verhärten. Zwei von ihnen sind die Bekanntesten. Die Rede ist hier von dem:

• McBurney-Punkt: Der Arzt drückt auf diesen Punkt und lässt dann plötzlich los. Beim Loslassen entsteht ein viel stärkerer Schmerz als beim Drücken, der sogenannte Loslass-Schmerz

und dem

• Lanz-Punkt: Wenn der Arzt diesen drückt, entsteht ein Schmerz.

Die anderen drei Tests werden nicht so oft angewendet, aber ich erläutere sie trotzdem mal.

• Psoas-Schmerz: Ein Schmerz im rechten Unterbauch bei Anheben des gestreckten rechten Beines, wird ausgelöst, wenn der Blinddarm entzündet ist.

• Blumberg-Zeichen: Wenn man links, also die gegenüberliegende Seite vom Blinddarm, in die Seite des Bauches drückt und loslässt, tut es im Falle einer Entzündung im Bereich des Blinddarms auf der rechten Seite weh (Loslass-Schmerz)

• Douglas-Schmerz: Schmerzt der entzündete Blinddarm bei einer Untersuchung des Enddarms, im Bereich des Douglas-Raums, gilt dies auch als erster Hinweis für eine Blinddarmentzündung.

Alle diese Tests geben nur den ersten Hinweis auf eine Blinddarmentzündung oder einen -durchbruch. Ein Ultraschall bestätigt dies dann zu 100 Prozent. Es gibt auch noch weitere Tests, aber diese werden nicht mehr angewendet, da sie einen eventuell bestehenden Blinddarmdurchbruch noch verschlimmern würden.

Kommen wir nun zu den Intoleranzen. Um eine Fructose-, Sorbit- und Laktoseintoleranz zu diagnostizieren, muss eine längere Untersuchung stattfinden. Planen Sie für diese Untersuchung 2 bis 4 Stunden ein.

Die Untersuchung läuft so ab, dass Sie nüchtern in die Praxis kommen und die erste Messung durchgeführt wird, um den Nüchternwert zu ermitteln. Für die Messung pusten Sie in ein Gerät. Als Nächstes bekommen Sie eine bestimmte Menge einer Lösung zu trinken (bei einem Fruktoseintoleranztest ist es eine Lösung mit Fruchtzucker, bei dem Laktoseintoleranztest ist es Laktose usw.) Nun müssen Sie in bestimmten Abständen immer wieder in das Messgerät pusten.

Liegt der Wert über dem Normbereich, dann wurde eine Intoleranz bestätigt. Was für diese Untersuchung, neben dem nüchternen Erscheinen in die Praxis, ebenfalls sehr wichtig ist, ist die Vorbereitung auf den Test. Am Vortag der Untersuchung sollten nach 14:00 Uhr keine Kohlenhydrate und blähende Speisen mehr gegessen werden. Circa 12 Stunden vor dem Test überhaupt nichts mehr konsumieren, auch nicht rauchen oder Kaugummi kauen. Bonbons oder Lutscher lutschen ist auch untersagt. Die morgendliche Routine „Zähne putzen" und „Mundspülung" fällt aus. Bis zwei Stunden vor dem Test ist lediglich das Trinken vom stillen Wasser erlaubt. Jede Praxis handhabt die Vorbereitung ein wenig anders. Z. B. gibt es Praxen, die schreiben vor, dass man die letzte Zigarette erst sechs Stunden vor Testbeginn konsumieren sollte. Es sind aber immer nur kleine Unterschiede. Ihr Arzt und die Arzthelferinnen werden Sie detailliert aufklären.

Ursachen eines echten Reizdarms

Wenn alle anderen Erkrankungen, Unverträglichkeiten, Intoleranzen und Allergien ausgeschlossen werden können, dann bleibt nur noch der „Reizdarm". Sie sind dann organisch gesund, was jedoch die einzige gute Nachricht ist. Denn die Symptome, die die Lebensqualität sehr stark belasten können, bleiben. Die Frage nach den Ursachen tut sich auf und möchte geklärt werden. So soll es sein. Ich werde Sie nun nach bestem Wissen und Gewissen aufklären.

Vorweg: Für die meisten Ursachen gibt es bislang noch keine wissenschaftlichen Belege, die zu 100 Prozent beweisen können, dass ein Reizdarm durch diese Ursachen entstehen. Jedoch die Wahrscheinlichkeit ist hoch, dass sie der Auslöser sein können.

Zu den möglichen Ursachen gehören:

• Die Darmflora ist gestört infolge von einer Magen-Darm-Infektion, einer darauf erfolgten Antibiotikaeinnahme, Stress und/oder einer dauerhaft ungesunden und eintönigen Ernährung.

Unsere Darmflora, die sich hauptsächlich im Dickdarm befindet, besteht aus verschiedenen Darmbakterien, die sehr wichtige Aufgaben erfüllen. Zu diesen wichtigen Aufgaben gehören u. a. die Produktion von Vitaminen, wie z. B. Folsäure und Vitamin B12, die Unterstützung der Immunabwehr und die Mithilfe bei der Verdauung im Darm. Ist diese Flora gestört, kann sie nicht mehr richtig arbeiten.

• Stress im privaten Umfeld oder auf der Arbeit, der lang anhält und nur kurze Unterbrechungen der Ruhe und Erholung hat. Darauf gehe ich später im nächsten Unterkapitel „Wie sich Emotionen und das Gefühlsleben auf unseren Darm auswirken" etwas mehr ein.

• Es wurde in mehreren Fällen beobachtet, dass der Reizdarm in Zusammenhang mit anderen Erkrankungen entstehen kann. Folgende Krankheiten stehen dabei im Fokus

- o Fibromyalgie (chronische Muskel- und Gelenkschmerzen in vielen Bereichen des Körpers)
- o Leaky Gut (die Darmschleimhaut im Dünndarm ist undicht)
- o Fatigue-Syndrom (eine totale physische und mentale Erschöpfung, die lange anhält und unüberwindbar scheint)
- o Essstörungen
- o Angststörungen und Panikattacken
- o Migräne und Spannungskopfschmerzen
- o Reizmagen

Es heißt nicht zwingend, dass man an einem Reizdarm erkrankt, wenn man an einer oder mehreren der oben erwähnten Erkrankungen leidet. Diese Erkrankungen erhöhen nur die Wahrscheinlichkeit, dass sich ein Reizdarm entwickelt.

WIE SICH EMOTIONEN UND DAS GEFÜHLSLEBEN AUF UNSEREN DARM AUSWIRKEN

Sie kennen ganz bestimmt die berühmte Frage: „Was war zuerst, das Huhn oder das Ei?" So ähnlich fühlt man sich auch in Bezug vom Reizdarm zu unserer Psyche. Hat unser Stress, unsere negativen Emotionen und unsere angegriffene Psyche den Reizdarm entstehen lassen oder ist der Reizdarm schuld, dass es uns mental nicht mehr gut geht?

Jeder Mensch hat mal Stress und jedem Menschen geht es mental einfach mal nicht gut. Aber ab wann kann eine seelische Belastung krank machen? Die Grenze fängt bei jedem Menschen woanders an. Ich glaube nicht, dass man ernsthaft krank werden kann, wenn man eine kurze Zeit lang eine stressige Periode auf der Arbeit oder in der Schule hat oder mal etwas länger dicke Luft innerhalb der Familie herrscht, weil der Haussegen mal schief hängt. Halten solche Zustände jedoch monatelang an oder treten in kurzen Abständen immer wieder erneut auf, könnten hier die ersten Menschen, die sentimentaler,

harmoniebedürftiger und im Seelenleben emp-
findlicher sind, zusammenbrechen und krank
werden. Menschen mit stärkerem Nervenkostüm,
denen auf Deutsch gesagt einiges am Allerwertes-
ten vorbeigeht, schwächeln erst nach Jahren eines
ausgesetzten Dauerstresses oder seelischen Kon-
flikten. Irgendwann hat jedes Individuum seine
Grenzen; der eine früher, der andere später. So
spielt das Leben.

Vieles passiert im schleichenden Übergang,
sodass man an einem unbestimmten Zeitpunkt
nicht mehr nachvollziehen kann, was zuerst da
war. Fakt ist und bleibt, dass seelische Belastungen
ziemlich krank machen können und man alles da-
ransetzen sollte, Stress, so gut es geht, zu vermei-
den, damit es nicht in eine Depression oder einer
anderen Krankheit ausartet. Jedoch ist auch Fakt,
dass eine chronische Erkrankung, wie der
Reizdarm, ebenso eine Depression entstehen lassen kann.

Sehr viele Menschen erkennen und bemerken
das sehr enge Zusammenspiel von ihrem Darm
und ihrer Psyche nicht, obwohl sie es schon oft in
ihrem Leben am eigenen Leibe erfahren haben.
Denken Sie mal zurück, als Sie sich zum

allerersten Mal so richtig verliebt haben. Der erste große Schwarm. Was haben Sie gefühlt? Ja, genau, auf die berühmten Schmetterlinge im Bauch will ich hinaus. Dieses Flattern im Bauch. Hier stehen Emotionen und Darm sehr stark im Zusammenhang. Einige sind so aufgeregt, dass sie Durchfall bekommen. Angst kann die Verdauung beschleunigen, was ebenfalls zu Durchfall, dem oft benannten „Angstdurchfall" oder „Angstschiss", führen kann. Sorry, ich weiß, das klingt nicht mehr so romantisch, wie „Schmetterlinge im Bauch" und „Erste Liebe". Aber so sieht es nun mal in unserem Inneren aus, wenn wir solche Gefühle erleben.

Stress hingegen verlangsamt die Verdauung im Darm, da sich durch die Ausschüttung des Hormons Cortisol, die Darmwände langsamer bewegen. Das zu Verdauende bleibt somit länger im Darm liegen und gärt. Dadurch entstehen Gase und Bakterien, die nicht gut für unseren Darm und seine Funktionen sind. Die Darmflora ist folglich gestört, was einen Reizdarm und auch andere chronische und akute Darmerkrankungen begünstigen kann. Ebendeshalb wäre es von Vorteil, wenn wir Dauerstress, der Krankheiten bilden lässt oder sie verstärkt, so gut es geht zu meiden oder, wenn eine Vermeidung nicht möglich ist, einen Weg zu finden, wie man besser mit ihm umgehen kann. Womit wir nun beim nächsten Punkt angelangt sind.

Was können Sie tun, um Ihren Alltag wieder zu erleichtern

Neben dem Stressabbau können auch andere Faktoren eine Hilfe sein, um den Reizdarm etwas zu lindern. Manchmal schaffen es Betroffene, dass sie eine lange Zeit über fast beschwerdefrei sind. Es ist eine Frage der

Konsequenz und ein längerer Weg, aber es ist machbar.

NATÜRLICHE HELFER

Bei Durchfall:

Hier helfen am besten Gerbstoffe. Die erhält man, wenn man **schwarzen Tee** länger als auf der Verpackung angegeben ziehen lässt. Statt schwarzen Tee eignen sich auch **Eichenrindentee** und **Bananen**. Die Gerbstoffe helfen nicht nur gegen Durchfall, sondern auch gegen Entzündungen. Der Verzehr von **Flohsamenschalen**, **Johannisbrotkernmehl** und **Pektin** hilft auch, den Wasserentzug im Darm zu begünstigen, sodass der Stuhl wieder fester wird. Allerdings sollte man dem Wasserentzug im übrigen Körper entgegenwirken, da man sonst austrocknen könnte. Deshalb ist **viel trinken (mindestens 1,5 Liter)** wichtig. Man kann auch anfangen, Probiotika einzunehmen. Am besten startet man mit einer niedrigen Dosis, die man dann nach und nach steigert. Hierbei empfiehlt es sich, einen Arzt zurate zu ziehen.

Bei Verstopfung:

Auch hier steht **viel trinken** auf dem Plan (**zwei bis drei Liter**). Außerdem sollte man sich **viel bewegen**, damit der Darm wieder in Schwung kommt und so der Stuhl nicht zu lange im Darm verbleibt und das ganze Wasser entzogen wird. Durch ausreichend Flüssigkeitszufuhr und viel Bewegung wird der Stuhl wieder weicher und kann mit weniger Schmerzen ausgeschieden werden.

Gegen Schmerzen und Blähungen helfen **Tees** und **Öle mit Pfefferminze**, **Anis**, **Fenchel** und **Kümmel**, wie auch bei Babys, wenn sie Bauchschmerzen und/oder Blähungen haben. Legen Sie sich eine **Wärmflasche** auf die Stelle Ihres Bauches, wo es schmerzt. Wärme löst Verspannungen und Krämpfe.

Ein kurzer Einblick in die Homöopathie

Die Homöopathie zählt zwar auch zu den natürlichen Helferlein, jedoch ist sie sehr umfangreich. Aus diesem Grund habe ich ihr ein extra Unterkapitel verpasst.

Für die Leute, die nicht genau wissen, was Homöopathie ist, erkläre ich es mal kurz: Der Grundge-
danke der Homöopathie ist schwierig, zu erklären
und auch schwierig zu verstehen. Aber fangen wir
erst einmal bei dem Wort „Homöopathie" an. Es
ist ein griechisches Wort und bedeutet übersetzt
„ähnliches Leiden". Dies will meinen, dass Ähnliches durch Ähnliches geheilt werden soll. Und genau da fängt für einige das Suspekte an. Es ist, wie
oben schon erwähnt, schwierig zu erklären. Aber
ich versuche es: Wenn beispielsweise ein Mensch
an Schlaflosigkeit leidet, dann bekommt er ein ho-
möopathisches Mittel verabreicht, was bei einem
Menschen, der supergut ein- und durchschlafen
kann, Schlaflosigkeit verursachen würde. Bei dem
Patienten wirkt das Mittel so, dass sich die Symptome erst einmal verschlimmern.

Der Organismus bekommt so einen eindeuti-
gen Reiz, der bewirkt, dass ihm auffällt, dass er gegen die Symptome etwas tun muss. Die Selbsthei-
lungskräfte des Körpers werden aktiviert. Und so
hat ein Mittel, das beim Gesunden Schlaflosigkeit
hervorruft, das Problem der Schlaflosigkeit des
Einnehmenden in Angriff genommen, indem es
den Körper auffordert, sich selbst zu heilen. Die

Homöopathie arbeitet ausschließlich für die Heilung, sie unternimmt nichts gegen die Ursache. Was noch besonders an der Homöopathie ist, ist, dass der ganze Mensch betrachtet und behandelt wird. Das heißt, auch die Seele und der Geist werden einbezogen. Jeden Wirkstoff gibt es in verschiedenen Potenzen. Entweder gibt es die bekannten Globuli (kleine Kügelchen aus Zucker, auf die der Wirkstoff gespritzt wird), Tabletten oder man bekommt Tropfen.

Man kann sich selbst mit Homöopathie behandeln, jedoch sollte man wissen, dass Schulmedizin immer Vorrang hat. Erst, wenn Ihr Arzt alles Nötige eingestellt hat, was er kann, und Sie die Symptome, die bei einer chronischen Erkrankung leider nicht von heute auf morgen verschwinden, noch zusätzlich behandeln wollen, dann erst sollten Sie an die Homöopathie denken und rangehen. Eine Erstverschlimmerung der Symptome zeigt, dass die Selbstheilung des Körpers aktiviert wurde. Es ist also normal, wenn erst alles schlimmer wird. Ebenfalls sollte man bei einer Selbstbehandlung wissen, dass es nicht für jedes Leiden ein einziges Mittel gibt. Es hängen ja auch Geist und Seele daran, sprich: die Homöopathie schaut auch darauf, wie Sie sich fühlen, was für Symptome Sie noch haben, welchen Charakter Sie haben usw.

Deswegen sollte man, meiner Meinung nach, bei chronischen Erkrankungen einen Homöopathen hinzuziehen. Er kann auf jegliche Veränderung passend reagieren. Ebenso sollte nur ein Homöopath mit höheren Potenzen behandeln. Zur Selbstbehandlung eignen sich nur niedrigere Potenzen.

Mit den Potenzen verhält es sich so, dass umso höher die Potenz, desto verdünnter ist der Wirkstoff. Jetzt denken Sie bestimmt, wie die meisten Unwissenden der Homöopathie, dass der Wirkstoff dann nicht mehr so stark wirkt, wenn er doch mehr verdünnt ist. In der Homöopathie ist dies jedoch nicht der Fall. Je mehr es verdünnt ist, desto wirkungsvoller ist es. Klingt dubios, das gebe ich zu, aber es stimmt. Es ist dementsprechend schwierig, die richtige Dosis zu finden, was wiederum dafürspricht, dass man sich von einem Homöopathen homöopathisch behandeln lassen sollte.

Kommen wir zurück zum Reizdarm. Welche homöopathischen Wirkstoffe könnten hier die selbst heilenden Kräfte anregen? Ich zähle Ihnen gern ein paar von Ihnen auf. Es gibt nämlich jede Menge. Sie werden merken, dass es nicht nur auf die Symptome des Reizdarms ankommt. Woran erkennt man also Patienten, die folgendes Mittel benötigen?

• Bryonia alba (Zaunrübe): Die Hauptanwendung erfolgt bei Verstopfung, grippalem Infekt und Gelenkentzündung. Es wird auch angewendet bei Gastritis (Magenschleimhautentzündung), Kehlkopfentzündung, Gallenkoliken, Gallensteinen, Gicht, trockenen Schleimhäuten und Bronchitis. Bryonia alba Typen sind schnell gereizt und gehen trotz Krankheit auf die Arbeit, da sie große Angst haben, finanziellen Verlust zu erfahren und mittellos zu werden. Die Symptome verschlimmern sich bei Wärme und sind morgens am schlimmsten. Verbesserung gibt es im Liegen auf der Schmerzseite, bei festem Druck und frischer kalter Luft.

• Magnesium chloratum (Magnesium-Salz der Salzsäure): Die Hauptanwendung ist bei Verstopfung oder Durchfall. Weitere Anwendungen sind Kopfschmerzen, die sich bei starkem Druck bessern, Schlaflosigkeit und Globussyndrom

(Fremdkörpergefühl im Hals). Das Mittel wird als Darmreiniger verwendet. Der Magnesium-chloratum-Typ macht sich abends ständig Sorgen. Daher rührt die Schlaflosigkeit. Er schwitzt auch nachts stark und wird andauernd wach. Zudem scheut er Lärm und Auseinandersetzungen. Die Symptome werden gelindert bei frischer Luft und wenn der Patient gekrümmt liegt. Schlechter wird es beim Verzehr von salzigen und süßen Speisen und nach dem Essen allgemein. Nässe und Lärm macht dem Patienten ebenfalls Kummer.

• Okoubaka (Todesbaum): Die Hauptanwendung erfolgt bei Durchfall, Darmkrämpfen und Verdauungsschwäche. Außerdem wird Okoubaka angewendet bei Magen-Darm-Grippe, Übelkeit und Erbrechen. Das Mittel hilft bei der Verdauung nach üppigen Mahlzeiten, Heuschnupfen, Reisekrankheit. Der Okoubaka-Typ ist sehr leicht reizbar, neigt zu Depressionen und hat eine empfindliche Haut. Er ist oft sehr schlapp und müde. Verschlechterung der Beschwerden tritt bei geistiger Anstrengung, Nikotin und Medikamenten auf.

• Nux moschata (Muskatnuss): Hauptsächlich wird das Mittel angewendet bei Durchfall und Verstopfung im Wechsel, Abszessen und

Entzündungen mit Eiter. Weitere Anwendungsgebiete sind trockene Schleimhäute im Mund, Haut und Augen und Vergesslichkeit. Der Nuxmoschata-Typ ist öfter verwirrt und sehr müde. Seine Stimmung kann sehr schnell umschwenken. Die Symptome verbessern sich bei Wärme und verschlimmern sich dementsprechend bei Kälte und auch bei Nässe und vor und während der Periode.

• Lycopodium (Pollen des Mooses): Hauptanwendung bei Durchfall und Verstopfung im Wechsel, Blähungen und Haarausfall. Außerdem wird es auch angewendet bei Kopfschmerzen, Nierenkoliken, Angst, Erschöpfung, Schuppenflechte, Atemwegsinfekt mit Kurzatmigkeit, Sodbrennen und saurem Aufstoßen. Der Lycopodium-Typ ist nach wenigen Bissen schon satt und wacht nachts ständig auf, weil er Hunger verspürt. Er leidet überwiegend nachts oft an einer verstopften Nase. Zusätzlich hat er wenig Selbstvertrauen und fühlt sich oft überfordert, weswegen er sich dann zurückzieht. Symptome verbessern sich bei Bewegung, nicht eng anliegender Kleidung und Wärme.

• Bismutum subnitricum: Die Hauptanwendung ist bei Durchfall, Gastritis

(Magenschleimhautentzündung) und Magengeschwür. Weitere Anwendungsgebiete sind Blähungen, Erbrechen, Koliken, Darmkrämpfe und
Kopfschmerzen. Der Bismutum-subnitricum-Typ
ist ein Mensch, der nicht gern allein und unzufrie-
den mit sich selbst ist. Die Symptome verschlimmern sich bei Einnahme von zu viel Eiweiß und
im Sommer. Besser wird es beim Sich-rückwärts-
Beugen, beim Strecken, wenn der Patient nicht allein ist und beim Trinken von kaltem Wasser.

• Aethiops antimonialis (Spießglanzmohr): Die
Hauptanwendung ist bei Durchfall, Bindehautent-
zündung und Schorf. Weitere Anwendungsgebiete sind Erkrankungen der Haut, tränende Augen und Kopfgrind. Den Aethiops-antimonialis-
Typ erkennt man hauptsächlich daran, dass er
sehr verkrampft und kraftlos ist. Symptome verschlimmern sich bei Stress.

• Chamomilla (Kamille): Wird hauptsächlich angewendet bei Durchfall, Zahnungsschmerzen bei
Babys und Ohrenschmerzen. Weitere Anwendung
findet die Kamille bei Periodenschmerzen, Schlaflosigkeit, Husten, Schmerzen im Nervensystem,
Blähungen, Nervosität und Mittelohrentzündung.
Der Chamomilla-Typ ist durch die Schmerzen

sehr gereizt und ruhelos. Hitzegefühl begleitet mit großem Durst belastet ihn oft. Und er zählt zu den ungeduldigen Menschen. Symptome verbessern sich bei Bewegung und verschlimmern sich bei Stress, Berührung und Hitze.

• Argentum nitricum (Silbernitrat): Die Hauptanwendung erfolgt bei Durchfall, Blähbauch und Verdauungsbeschwerden. Ebenfalls wird es angewendet bei Angst, Asthma, Gebärmuttersenkung, Herzrasen, Lampenfieber, Klaustrophobie (Raumangst), Warzen und Kopfschmerzen. Der Argentum-nitricum-Typ ist ein offener, direkter und emotionaler Typ. Er sieht älter aus, als er ist. Symptome verschlimmern sich nachts, bei Wärme, Stress und seelischer Belastung und während der Periode. Kälte und Ruhe tun den Patienten besonders gut.

• China officinalis (Rinde des Chinarindenbaums): Hauptsächlich wird es angewendet bei Durchfall, Kopfschmerzen, Fieber und einem Erschöpfungszustand durch zu viel Wasserverlust oder eine Operation. Weitere Anwendung findet es bei Gastritis (Magenschleimhautentzündung), Heißhunger, Grippe, Depression, Malaria, Blutarmut, Asthma, Stillen, Schwindel, Tinnitus und

Schwitzen. Der China-officinalis-Typ hat Augenringe und ist blass. Oft leidet er unter Tinnitus und hat nicht viel Hunger, wenn, dann nur nachts. Er ist schnell reizbar, nervös und hat Angst vor allen Tieren. Besserung gibt Wärme und Druck. Bei Kälte verschlechtern sich die Symptome.

• Asa foetida (Stinkasant): Hauptanwendung bei Blähungen und Gastritis (Magenschleimhautentzündung). Weitere Anwendungsgebiete sind Hypochondrie, Nervosität, Kloßgefühl im Hals, Koliken und Darmkrämpfe. Die Asa-foetida-Typen sind oft hysterisch, nervös, hypochondrisch und wollen nicht angefasst werden. Ihre Schwachstellen im Körper sind Augen, Nase und Kopf. Besserung der Symptome treten bei Bewegung und Druck ein. Nach dem Stuhlgang geht es dem Patienten besser. Sitzen und Stehen verschlechtern die Beschwerden und nachts sind die Leiden am schlimmsten.

• Nux vomica (Brechnuss): Die primären Anwendungen sind bei Blähungen, Übelkeit, Erkältung, Kater und Reisekrankheit. Völlegefühl, Spannungskopfschmerz, grippale Infekte, Atemwegsbeschwerden, Schlafstörungen, Durchfall, Hämorrhoiden, Wehenschmerzen, Verstopfung,

Reizhusten und Migräne zählen zu den weiteren Anwendungsgebieten. Die Nux-vomica-Typen sind aggressiv, gereizt, ehrgeizig, fleißig und wollen keinen Widerspruch. Auch sind sie boshaft, grausam und suizidgefährdet. Symptome verschlechtern sich bei Kälte, Überanstrengung, Berührung und zu viel üppigem Essen. Verbesserung bei Ruhe, Wärme und während des Schlafes.

• Cerium oxalicum (Oxalsäure): Wird hauptsächlich angewendet bei Übelkeit und Gastritis (Magenschleimhautentzündung). Weitere Anwendung bei Magen- und Menstruationsschmerzen, Erbrechen und Reizmagen. Den Cerium-oxalicum-Typ erkennt man daran, dass er ein Familienmensch ist. Er ist hypochondrisch und leidet an Schlaflosigkeit. Trotzdem ist er immer gut gelaunt. Die Beschwerden werden nachts gegen 3 Uhr am schlimmsten. Kälte, Berührung und Licht tun den Patienten nicht gut. Nach dem Stuhlgang verbessern sich Symptome und Wärme tut gut.

• Colocynthis (Bittergurke): Die Hauptanwendung findet bei Bauchschmerzen und Bauchkrämpfen statt. Auch angewendet bei Nervenschmerzen im Gesicht und Rücken, ausbleibender Periode und Muskelverspannungen. Der

Colocynthis-Typ ist nervlich erschöpft, apathisch und oft traurig. Symptome verbessern sich bei Wärme, auf hartem Untergrund liegend und bei Ruhe. Verschlechterung durch Verzehr von Kaffee, Obst und Alkohol und bei Kälte.

• Ignatia (Ignatiusbohne): Hauptsächlich Anwendung bei Bauchschmerzen, Depression und Kopfschmerzen. Weitere Anwendung bei Übelkeit, Asthma, Migräne, Tics, Schlafbeschwerden, Brechdurchfall, Fieber, Norovirus-Infektion, Magengeschwür, Trauer, Verstopfung, Salmonelleninfektion und Husten. Der Ignatia-Typ leidet unter Heimweh oder Liebeskummer, hat Stimmungsschwankungen, ist zickig, zornig, sehr sensibel und leicht verletzbar. Symptome verschlimmern sich bei Stress, Traurigkeit, Sorgen, Kälte, Kaffee, Nikotin und Alkohol. Verbesserung tritt ein beim Essen, bei Wärme, tiefem Einatmen und Liegen auf der Schmerzseite.

• Cina (Zitwerblüten): Hauptanwendung bei Krämpfen, Magenkrämpfen und Nervosität. Weitere Anwendungsgebiete sind Bauchschmerzen, Darmkoliken, Würmer, Schwindel, Ohnmacht, Reizmagen, Schielen und juckende Nasenspitze. Der Cina-Typ wird von Schuldgefühlen aufgesucht, die aber nicht begründet sind. Außerdem ist er oft schlecht gelaunt und ein gereizter Mensch, da er innerlich sehr unruhig ist. Sie lassen sich ungern berühren. Die Beschwerden werden nachts schlimmer und verbessern sich in Bauchlage und bei leichter Bewegung.

Und, haben Sie sich irgendwo wiedergefunden? Kämen mehrere homöopathische Mittel infrage? Das ist nämlich öfter der Fall. Homöopathen können besser abschätzen, welches Mittel von den allen möglichen eher infrage kommen würde. Da ist das Risiko geringer, dass man erst sämtliche zur Auswahl stehenden Mittel durchprobieren muss, bis man das Passende gefunden hat.

Wer also gern die Homöopathie testen möchte, sollte sich sinnvollerweise einen Homöopathen an die Seite holen. Auf diesem Wege geht es einfach schneller und stressfreier für Sie, denn Sie müssten sonst u. a. erst die Anwendungen mit den Potenzen verstehen und lernen.

Die Schüßler Salze dürfen nicht fehlen

Die Schüßler Salze gehören zur Homöopathie dazu, da sie homöopathisch aufbereitet werden. Trotzdem möchte ich sie gesondert aufführen.

Da die Schüßler Salze zur Homöopathie zählen, heißt es auch hier, dass die Schulmedizin dominiert. Und alles sollte mit Ihrem Arzt abgesprochen sein.

Die Selbstbehandlung mit Schüßler Salzen ist wesentlich einfacher als bei der Homöopathie.

Kurz erklärt: Schüßlersalze bestehen aus 12 Basis-Mineralsalzen, die bestimmte Aufgaben in unserem Körper übernehmen. Sie kommen alle natürlich im Organismus vor. Jedoch kann es immer mal zu Störungen des Mineralhaushalts kommen. In dem Falle helfen bestimmte Schüßler Salze. Wie auch bei der Homöopathie wird durch die Einnahme von Schüßler Salzen die Selbstheilung des Körpers aktiviert. Speziell die Zellen werden einem Reiz ausgesetzt. Denn es heißt, dass ein Mineralmangel im Körper entsteht, weil die Zellen nicht mehr in der Lage sind, die aufgenommenen Salze in der Nahrung aufzunehmen. Der Körper muss wieder ins Gleichgewicht kommen. Dies soll der Reiz an die Zellen bewirken.

Ich werde nicht alle 12 Schüßler Salze aufführen, sondern nur die für Sie relevanten, die Ihnen bei den Symptomen Ihres Reizdarms helfen können. Natürlich helfen diese Salze auch gegen andere Erkrankungen. Ich werde jedoch nur die Symptome des Reizdarms hinschreiben. Zu den wirksamsten Salzen bei Reizdarm gehören:

• Nr. 2 Calcium phosphoricum (D6): Lindert Durchfall und Verstopfung und bringt Ruhe und Entspannung in Ihren Darm.

• Nr. 4 Kalium chloratum (D6): Lindert Schmerzen, Krämpfe und Durchfall, hilft bei Entzündungen der Darm- und Magenschleimhaut und wirkt positiv auf ihre Tätigkeit.

• Nr. 9 Natrium phosphoricum (D6): Lindert Blähungen, wird bei Durchfall eingenommen, der sauer riecht, hilft bei Sodbrennen, sorgt dafür, dass die Balance zwischen Säuren und Basen im Gleichgewicht bleibt.

• Nr. 10 Natrium sulfuricum (D6): Hilft bei Durchfall, Verstopfung und Blähungen, regt den Darm an.

Die Potenz in den Klammern dahinter ist nur eine Empfehlung. Sie sollten mit Ihrem Arzt absprechen, welche Potenz für Sie am besten ist, und auch, wie oft Sie wie viele Tabletten am Tag nehmen sollen. Bei meiner Recherche bin ich auf einige Einnahme-Empfehlungen gestoßen. Deshalb sollte das besser ein Arzt verordnen.

DIE CHEMISCHE KEULE (MEDIKAMENTE)

Bei Durchfall:

Der Wirkstoff **Loperamid** hilft am besten, wenn man Durchfall hat. Er wirkt fast ausschließlich im Darm und verlangsamt die zu schnelle Darmtätigkeit. Die Darmmuskulatur bewegt sich langsamer und der Stuhl verweilt länger im Darm, sodass ihm mehr Wasser entzogen werden kann. Der Stuhl wird demzufolge etwas fester. Natürlich sollte man Medikamente, egal, um welche es sich handelt und gegen welches Symptom man sie einnimmt, nicht als Dauerlösung einsetzen. Sie sollen lediglich als Notfallmittel eingesetzt und mit Wissen eines Arztes eingenommen werden.

Bei Verstopfung:

Das Mittel **Macrogol** ist das meist eingenommene und auch das beliebteste Medikament gegen Verstopfung. Auch sehr gut setzen sich **Bisacodyl** und **Natriumpicosulfat** durch. Hier gilt ebenfalls: Nur als Notfallmittel einsetzen und nie als dauerhafte Lösung nutzen. Ziehen Sie bitte Ihren Arzt zurate.

Gegen Bauchkrämpfe und -schmerzen:

Die Einnahme von **Paracetamol** eignet sich hier bei Schmerzen am besten. Krampflösende Wirkstoffe sind z. B. **Butylscopolamin**, **Mebeverin** und **Trospiumchlorid**. An dieser Stelle wieder: Diese Medikamente dürfen nicht dauerhaft und sollten nur im Notfall eingenommen werden, wenn die natürlichen Mittel nichts bewirken.

HILFE FÜR EINEN STRESSABBAU

Einfach mal die Seele baumeln lassen. Das ist schön und für Reizdarm-Betroffene so wichtig, denn wir haben ja gelernt: „Stress verschlimmert die Symptome des Reizdarms". Ich weiß, es ist in unserer heutigen Zeit ziemlich schwer, sich Inseln zu schaffen, Inseln der Selbstfindung, der Zeit, der Heilung, der Ruhe und des Miteinanders (einige Menschen empfinden das Alleinsein als Stress und brauchen Gesellschaft, um Energie und Ruhe zu tanken).

Was könnten Sie unternehmen, um Stress abzubauen? Haben Sie schon einmal Yoga versucht? Ist nicht jedermanns Sache. Ich habe es selbst auch schon einmal ausprobiert und ich muss gestehen, ich habe mich durch diese Stunde gequält. Entspannt war ich danach definitiv nicht, aber bei meinen Freundinnen sah das anders aus, die waren nämlich mehr als entspannt, ausgeglichen und ruhig. Eine weitere Stunde mit den Yoga-Positionen „Der Sonnengruß", „Die Katze", „Halasana" und „Die Heuschrecke" hätte ihnen bestimmt nichts ausgemacht. Im Gegenteil, sie hätten noch mehr Energie tanken können. Zum Glück kam es direkt im Anschluss nicht zu einer weiteren Yoga-Stunde.

Anstatt Yoga hat mir persönlich z. B. progressive Muskelentspannung geholfen. Während so einer Sitzung kommt man seinem eigenen Körper näher, man fühlt ihn viel mehr. Verschiedene

Muskelbereiche werden angespannt, so gehalten und wieder locker gelassen. Es gibt Berichte von Menschen, die während einer Sitzung so entspannt waren, dass sie sogar währenddessen eingeschlafen sind. Wenn Sie das noch nie gemacht haben, dann lohnt es sich auf jeden Fall mal, da reinzuschnuppern.

Dann wäre da noch das autogene Training. Hier hypnotisiert man sich quasi selbst. Sie müssen sich das so vorstellen: Sie liegen bequem auf einer Matte in einer ruhigen Umgebung und sagen sich selbst immer wieder z. B.: „Meine Arme werden ganz schwer." Das machen Sie natürlich auch mit Ihren anderen Körperregionen. Dadurch soll man zur endgültigen Entspannung gelangen.

Solche Sitzungen muss man ausprobieren, denn nicht jedem Menschen hilft das Gleiche. Außerdem gibt es so viele Wege, auf denen man Stress abbauen kann. Einfach das machen, was man gern macht. Sei es, Musik zu hören oder zu machen, mit Freunden mal wieder auf die Piste, ins Kino oder tanzen zu gehen, Sport zu treiben oder faul auf der Couch zu liegen und ein Buch zu lesen. Jeder Mensch ist verschieden und definiert Stress abzubauen anders.

Besuchen Sie doch mal wieder Ihr inneres Kind. Was haben Sie als Kind gern ausgiebig gemacht? Kinder leben fast alle unbeschwert und sind nicht so gestresst wie Erwachsene, wenn nicht gerade die Eltern mit ihnen schimpfen oder Hausarrest aussprechen.

Wärme wirkt auch hervorragend gegen Stress. Können Sie eine Sauna vertragen, dann saunieren Sie regelmäßig. Das tut gut und entspannt.

DEPRESSIONEN DEN KAMPF ANSAGEN

Depressionen verursachen schlechte Stimmungen, Emotionen und machen krank, und dass der Darm eng mit unserer Psyche in einem Zusammenhang steht, wissen wir ja jetzt.

Aus einer Depression ohne Hilfe wieder herauszukommen, ist fast unmöglich. Klar können Familie oder Freunde für einen da sein und versuchen, der Person mit Gesprächen und Tipps zu helfen, aber sie schaffen es oft nicht, den Kern im Inneren des Depressiven zu knacken. Psychologen oder Psychiater sind dafür ausgebildet und können Ihnen mithilfe mehrerer Gesprächssitzungen helfen. Wenn Sie keinen Bammel vor Hypnosen haben, können Sie sich direkt einen Psychologen oder Psychiater suchen, der auch die Hypnose erlernt hat und sie als Schwerpunkt in seiner Praxis anwendet. Hypnose eignet sich hervorragend, wenn Sie z. B. in Ihrer Vergangenheit ein Trauma erlebt haben

So eine Therapie bei einem Psychologen oder Psychiater ist zuerst alles andere als eine Entspannung oder eine Erleichterung. Im Gegenteil, man reist zurück zu dem Ursprung und muss sich dem Geschehenen und seinen Ängsten noch einmal stellen. Wahrscheinlich wird dadurch zuerst die Depression verschlimmert, aber das ist völlig normal. Das muss so sein. Nach und nach be- und verarbeiten Sie alles und finden am Ende dieser schweren Reise Ihren Frieden.

ERNÄHRUNGSUMSTELLUNG; WIEDERKEHR DES TAGEBUCHS

Kommen wir nun zum nächsten Thema, welches individuell erarbeitet werden muss, da auch hier jeder Körper anders reagiert. Die Rede ist von einer Ernährungsumstellung.

Hier kommt Ihr Tagebuch, welches Sie eventuell schon vor Ihrem ersten Arztbesuch wegen des Reizdarmverdachts geführt haben, wieder zum Einsatz. Falls Sie noch keins geführt haben, halb so schlimm, Sie können dies nachholen. Durch die Eintragungen in Ihrem Tagebuch können Sie ablesen und recherchieren, was Ihnen auf den Darm schlägt und ihn reizt, welche Symptome durch welches Verhalten oder Nahrungsmittel zum Vorschein kommen.

Was hier ganz wichtig ist: Bitte ändern Sie in kleinen Schritten Ihre Gewohnheiten, die Ihrem Darm missfallen. Wenn Sie zu schnell und zu viel auf einmal ändern oder weglassen, verlieren Sie irgendwann den Überblick und Sie können nicht genau zuordnen, welche Veränderung den Erfolg gebracht hat oder was alles wieder verschlimmert haben könnte. Kleine Schritte bringen Sie viel schneller zum Erfolg.

Zur doppelten Absicherung empfiehlt es sich, einen Reizfaktor, der im Verdacht steht, ein Symptom hervorzurufen, eine längere Zeit wegzulassen und nach einer Besserung wieder aufzunehmen,

um zu kontrollieren, ob das Symptom wieder-
kommt und beim zweiten Weglassen tatsächlich
wiederholt ausbleibt. Durch diese doppelte Kon-
trolle ist es zu fast 100 Prozent erwiesen, dass dieser Reizfaktor auch ein Reizfaktor ist und wegblei-
ben sollte.

Sie merken schon allein durchs Lesen, ohne
schon damit begonnen zu haben, dass es ein langer Weg wird. Jedoch lohnt es sich, diesen Weg zu
gehen. Dadurch werden Sie Ihr eigener Profi-
Therapeut und Ernährungsberater, der genau
weiß, was er zu tun hat, damit Sie letztendlich in
ein neues Leben starten können.

ERNÄHRUNGS- UND KONSUMTIPPS

Wie Sie nun wissen, müssen Sie Ihren eigenen Er-
nährungsplan erstellen, denn jeder Körper ist individuell. Aber es gibt allgemeine Ernäh-
rungstipps, die ich Ihnen nicht vorenthalten
möchte.

• Immer langsam essen. Durch das lange Kauen
helfen Sie Ihren Verdauungsorganen bei der Verdauung. So haben sie nicht mehr so viel zu tun, um

die Nahrung zu zersetzen, und können schneller mit der Absorption (Aufnahme) wichtiger Bestandteile beginnen. Ihnen liegt das Essen auch nicht so schwer im Magen, wenn Sie nicht schlingen.

• Lieber viele kleine Portionen am Tag verteilt zu sich nehmen als wenige große. Auch hier ist der Grund der, dass Ihnen das Essen nicht so schwer im Magen liegt, und es entstehen keine längeren Hungerphasen. Sie sind immer gesättigt.

• Feste Essenszeiten. Der Mensch ist bekanntlich ein Gewohnheitstier. Dazu zählen auch u. a. seine Organe. Ihr Körper und Ihre Organe können sich so darauf vorbereiten, dass es bald wieder Nährstoffe gibt.

• Essen Sie vor dem Schlafengehen nichts Üppiges mehr. Am besten sollten Sie morgens mit leckeren Nahrungsmitteln aus Kohlenhydraten beginnen. Die liefern Ihrem Körper jede Menge Energie, die er für den ganzen Tag benötigt. Viel Obst und Vollkornprodukte also. Mittags sollten Sie dann Gemüse und tierische und/oder pflanzliche Fette zu sich nehmen. Kohlenhydrate, wie z. B. Nudeln oder Kartoffeln sind auch erlaubt, aber in Maßen. Abends eignen sich Speisen aus z. B. Quark oder

Joghurt mit Nüssen oder auch Gemüse (besser als Brot). Als Snacks zwischendurch ist alles erlaubt, was Sie auch in den drei Hauptmahlzeiten zu sich nehmen. Achten Sie darauf, dass immer Eiweiß in den Snacks enthalten ist. Wie Sie sich sicher selbst erklären können, sollten Sie aufpassen, nicht zu viel Zucker, Cola oder Fast Food zu sich zu nehmen.

• Weniger Kaffee, Nikotin und Alkohol. Am aller besten wäre es diese Dinge ganz aus Ihrem Leben zu verbannen.

• Getränke ohne Kohlensäure verhindern Luft im Darm (Blähungen). Gegen Luftansammlungen hilft übrigens auch, dass man beim Essen nicht so viel redet.

Sie fühlen sich allein, sind es aber nicht

Sehr wahrscheinlich fühlen Sie sich oft allein mit dieser Diagnose „Reizdarm", was auch wiederum deprimierend sein kann und negative Gefühle in Ihnen erweckt. Das Gefühl, damit allein zu sein, rührt in erster Linie daher, dass die Erkrankung „Reizdarm" ein peinliches Gesprächsthema ist, was man nicht unbedingt jedem auf die Nase binden möchte. Ich meine, wer erzählt schon gern über die Konsistenz seiner Ausscheidungen beim täglichen Toilettengang? Oder wer berichtet, dass er Schmerzen beim Stuhlgang hat? Es reicht schon, dass man sehr oft sehr laute Darmgeräusche bei einem Gespräch mit einer lauter werdenden Stimme übertönen muss, weil es einem peinlich ist, sollte das Gegenüber das auch hören.

Jedoch sollten Sie sich bei anderen Betroffenen nicht genieren müssen, denn die anderen leiden mit Ihnen an den gleichen peinlichen Symptomen. Sie würden Sie verstehen. Nehmen Sie allen Mut zusammen und suchen Sie sich Gruppen mit anderen betroffenen Reizdarm-Geplagten. Auf diversen sozialen Netzwerken oder auch bekannt unter der Bezeichnung „Social-Media-Plattformen", werden Sie mit Sicherheit auf solche Gruppen stoßen. Da brauchen Sie gar nicht lange zu suchen. Beim Reizdarm reden wir von einer Volkskrankheit. Zwischen 12 und 15 Millionen Reizdarm-Betroffene sollen es laut meiner Recherchen in Deutschland sein. Also bitte werfen Sie den belastenden Gedanken, dass Sie damit allein sind, ganz weit weg und begraben Sie ihn, so tief Sie nur können. Sie sind absolut nicht allein damit.

Suchen Sie sich einen Anhang in einer oder mehreren Gruppen, damit Sie Ihre Sorgen besprechen und loswerden können. Das tut Ihrem Seelenleben mehr als gut und ist befreiend. Vertrauen Sie mir!

SCHRIFTLICHE INTERVIEWS MIT REIZDARM-BETROFFENEN

Damit ich Ihnen mit diesem Ratgeber schon ein wenig das Gefühl geben kann, dass Sie keinesfalls allein mit der Erkrankung „Reizdarm" sind, habe ich fünf an Reizdarm Betroffene schriftlich interviewt. Ich habe diese fünf Personen in einer solchen Gruppe, wie im letzten Kapitel erwähnt, ausfindig gemacht. Nach einer Erklärung meinerseits, dass ich sie gern interviewen möchte, um anderen Betroffenen Mut und das Gefühl zu geben, dass sie nicht allein sind, haben sich die Fünf bereit erklärt, meine Fragen zu beantworten.

Persönliche Daten der Interviewten werden hier nicht genannt. Lediglich das Geschlecht und das Alter werden verraten. Und ich habe jedem einen ausgedachten Vornamen gegeben.

Nach jeder von mir gestellten Frage werde ich alle Antworten auf die jeweilige Frage, sprich, jede

Antwort von den fünf Befragten direkt hinschreiben. Vor die jeweilige Antwort werde ich, zwecks Zuordnung, den Fantasie-Namen des Antwortenden hinschreiben. Zudem werde ich aber immer die gleiche Reihenfolge nehmen.

Hier nun eine kleine Vorstellung der Befragten.
• Heidi: Sie ist weiblich und 52 Jahre alt
• Verena: Sie ist weiblich und 24 Jahre alt
• Tanja: Sie ist weiblich und 35 Jahre alt
• Rudi: Er ist männlich und 58 Jahre alt
• Daniel: Er ist männlich und 22 Jahre alt

Jetzt folgen die Fragen, die ich den fünf Freiwilligen gestellt habe. Ich habe vorweg mit den Befragten vereinbart, dass wir uns duzen. Das kommt, nach meinem Geschmack, vertrauter, familiärer und wärmer rüber.

1) <u>Wann wurde bei dir der Reizdarm von einem Arzt festgestellt?</u>
Heidi: Das war vor ungefähr 21 Jahren. Die Beschwerden hatte ich aber schon Jahre vorher. Ich habe mich erst nicht getraut, zum Arzt zu gehen.

Verena: Vor einem Monat erst. Ist alles noch ganz frisch. Ich bin froh, dass die ganzen Untersuchungen jetzt vorbei sind und ich weiß, was ich für eine Krankheit habe.

Tanja: Das war vor fast einem Jahr. Die Schmerzen waren irgendwann so nervig und haben mich eingeschränkt, dass ich zum Arzt gegangen bin.

Rudi: Meine bessere Hälfte hat mich zum Arzt geschickt. Sie konnte mein Gejammer nicht mehr ertragen und hatte keine Lust, dass ich mit ihr nichts mehr unternehmen konnte, weil ich ständig Schmerzen oder Durchfall hab. Das war vor ungefähr 18 Jahren.

Daniel: Vor 7 Jahren habe ich die Diagnose bekommen. Meine Mutter ist damals mit mir zum Arzt. Das war mir alles sehr peinlich, aber irgendwann war ich froh, dass ich zum Arzt gegangen bin.

2) <u>Welche Symptome hast oder hattest du über-wiegend?</u>

Heidi: Durchfall, Durchfall und Durchfall. Ich hatte so oft Durchfall, dass ich manchmal nicht auf die Arbeit gehen konnte. Das ging manchmal eine Woche lang am Stück. Dann war wieder Ruhe, jedoch kamen die Phasen immer wieder. Der Drang, auf Toilette zu müssen, war jedes Mal von Bauchkrämpfen begleitet. Nach dem Toilettengang war der Schmerz weg. Übel war mir nur ab und an.

Verena: Ich habe sehr oft mit Durchfällen zu tun. Und Bauchkrämpfe habe ich auch. Ich dachte zuerst, dass ich irgendwas an Essen nicht vertragen kann, weil der Durchfall meistens nach dem Essen kam. Aber eine Allergie oder so habe ich nicht.

Tanja: Ich habe bei fast jedem Stuhlgang krampfartige Schmerzen im Bauch. Am schlimmsten ist es, wenn ich Verstopfung habe. Der harte Kot tut noch zusätzlich weh. Beim Durchfall gehen die Schmerzen schneller wieder weg.

Rudi: Schmerzen im Bauch und Durchfall. Mein Bauch war immer so aufgebläht. Das waren echt

Schmerzen. Die habe ich heutzutage auch noch manchmal, wenn ich im Stress bin.

Daniel: Durchfall und Bauchschmerzen. Ich habe sehr oft in der Schule deswegen gefehlt.

3) Was meinst du, was hat den Reizdarm bei dir verursacht?

Heidi: Ich glaube, das liegt weit in meiner Jugend zurück. Als Kind war ich schon sehr pummelig. In der Jugend habe ich angefangen, sehr viele Diäten auszuprobieren. Schließlich wollte ich schlank sein und den Männern gefallen. Mit der Zeit entwickelten sich bei mir Essstörungen. Ich habe versucht, standhaft zu bleiben, und während ich dann doch gesündigt habe, habe ich mir ganz viel Süßkram gegönnt und es in großen Mengen runtergeschlungen. Wenn man das öfter macht, schlägt das ganz schön auf den Magen und den Darm. Immer dieser Wechsel zwischen einseitiger Ernährung, während einer Kohlsuppendiät z. B., wenn man eben nur Kohlsuppe zu sich nimmt, und dem Sündigen, wenn man sich alles gönnt. Mein Arzt ist der Meinung, dass diese Essstörungen die Ursache für meinen Reizdarm sind.

Verena: Ich weiß es nicht. Mein Arzt hat des Öfteren gefragt, ob ich oft im Stress bin oder ich mich ausgelaugt fühle. Dem ist aber nicht so.

Tanja: Mein Arzt sagt Stress. Ich habe einen stressigen Beruf und auch privat ist immer was los, was mich in irgendeiner Weise stresst. Deswegen hat mein Arzt sicher recht damit.

Rudi: Logo, meine Frau stresst mich immer. Nein, war nur Spaß. Meine Frau ist die Beste. Trotzdem gehe ich davon aus, dass Stress daran schuld ist. Ich war immer sehr gestresst auf der Arbeit. Zu Hause überhaupt nicht. Ja, der liebe Stress. Wobei es heutzutage schon abnormal ist, wenn man keinen Stress hat.

Daniel: Stress in und Panik vor der Schule, gepaart mit oft wiederkehrenden Magen- und Darmerkrankungen. Ich wurde gemobbt. Das hat mich gestresst. Ich hatte Angst und wurde depressiv. Nun mache ich eine Therapie und habe das alles im Griff. Zum Glück. Zuerst hatte ich häufig mit Magengeschwüren und Darmentzündungen zu tun.

4) <u>Kennst du außerhalb dieser Gruppe, in der ich auf dich gestoßen bin, Menschen, die an einem Reizdarm erkrankt sind?</u>

Heidi: Ja, einige. Eine Arbeitskollegin, die vor einigen Jahren zu uns in die Firma gekommen ist, eine Freundin meiner Mutter hat es, zwei in meinem Bekanntenkreis, meine Friseurin und mein Sohn haben ebenfalls einen Reizdarm. Sind nicht wenige. Die Hälfte von ihnen kannte ich schon vor meiner Erkrankung und ich wusste von den Beschwerden, die sie haben. Deswegen hatte ich erst so Angst, zum Arzt zu gehen.

Verena: Nein, kenne keinen persönlich. Austausch über den Reizdarm habe ich nur hier in der Gruppe. Ich bin froh, dass es diese Gruppe gibt. Hier wird man aufgefangen und vor allem verstanden.

Tanja: Mein Chef hat auch einen Reizdarm. Man hört ihn oft sagen: „Reiz mich nicht, es reicht, wenn mein Darm gereizt ist!" Dass ich an der gleichen Krankheit leide, weiß er aber nicht.

Rudi: Ja. Meine Cousine hat einen Reizdarm und auch eine gute Freundin meiner Frau.

Daniel: Ich kenne keinen außerhalb der Gruppe mit einem Reizdarm. Nur hier die Mitglieder der Gruppe.

5) <u>Was machst du gegen deine Beschwerden? Was hilft dir am besten?</u>
Heidi: Gesunde und ausgewogene Ernährung. Ich bin mittlerweile Vegetarierin geworden. Durch diese Ernährungsumstellung habe ich auch mein Wunschgewicht erreicht. Zwar erst vor zwölf Jahren, aber das ist nicht weiter schlimm. Wenn der Durchfall jedoch wieder ganz schlimm wird und ich ihn mit Bananen, Zwieback und Tee nicht in den Griff bekomme, dann nehme ich Medikamente, die den Durchfall stoppen, ein. Aber das ist selten der Fall.

Verena: Da bei mir noch alles sehr frisch ist, kann ich das noch nicht wirklich beurteilen. Mein Arzt hat mir Medikamente gegen Durchfälle verschrieben, die ich einnehme, wenn es schlimm wird und nicht aufhört. Die helfen ganz gut. Tees und stopfende Nahrungsmittel helfen zwar auch, aber viel später.

Tanja: Mir helfen Massagen ganz gut bei meinen Schmerzen und Krämpfen. Immer im Uhrzeigersinn den Bauch massieren. Also mir hilft das. Auch Wärme löst die Schmerzen ganz gut. Wenn aber mal überhaupt nichts helfen sollte, dann habe ich von meinem Arzt Medikamente aufgeschrieben bekommen. Ich hasse Medikamente, aber sie leisten ganz schnelle Abhilfe. Ich muss unbedingt was gegen meinen Stresspegel tun, aber da habe ich noch nichts.

Rudi: Die Medikamente von meinem Arzt helfen am besten und auch am schnellsten. Aber vorher versuche ich, den Durchfall anders loszuwerden. Bananen schaffen das sehr oft. Und gegen die Schmerzen lege ich mir eine Wärmflasche auf meinen Bauch. Gegen den Stress habe ich gemeinsam mit meiner Frau auch was unternommen. Sie hatte die Idee, mich mal mit zu ihrer Meditationsstunde zu nehmen. Also bin ich mit. Und siehe da, es entspannt mich wirklich. In einer stressigen Situation erinnere ich mich an ein paar Leitsätze der

Meditationen. Mit ein paar tiefen Atemzügen be-wirkt das wahre Wunder. Das hätte ich nie ge-dacht. Ich, der Rudi, mache Meditationen.

Daniel: Meine Mutter hat mir immer bei Durchfall eine Banane in einer Schüssel zermatscht und Zwieback dazu gemischt, den sie vorher mit Ka-millentee eingeweicht hatte. Das schmeckt gar nicht so schlecht und hilft auch. Meine Depression ist schon zurückgegangen durch die Therapie, die ich mache. Manchmal muss man professionelle Hilfe annehmen. Am Anfang habe ich mich ein wenig dagegen gesträubt, aber jetzt ist es okay.

6) <u>Bevor du diese Gruppe gefunden hast, hast du dich allein mit dieser Diagnose „Reizdarm" ge-fühlt?</u>
Heidi: Nein, eigentlich nicht. Ich kenne ja einige, die das haben. Anfangs nur ein paar, und jetzt doppelt so viele. Ich hatte jemanden zum Reden darüber. Das ist wichtig. Wenn ich niemanden ge-kannt hätte mit dem gleichen Problem wie ich, dann hätte ich mich bestimmt allein gefühlt. Aber zum Glück war das nicht der Fall.

Verena: Nein. Aber auch nur, weil ich mich sofort auf die Suche nach solchen Gruppen mit Reizdarm-Erkrankten gemacht habe. Ich muss mich mit anderen austauschen. Ich bin so ein Typ. Ohne diese Gruppe hätte ich mich allein damit gefühlt. Da wäre ich sehr wahrscheinlich verrückt geworden.

Tanja: Und wie. Durch meine Beschwerden habe ich nicht mehr jedes Mal mit meinen Freundinnen etwas unternehmen können. Und mit ihnen darüber zu sprechen, war mir zu peinlich. Deswegen haben sich quasi unsere Wege getrennt. Nur eine Freundin ist mir geblieben, die aber immer noch nicht genau weiß, was mir fehlt. Warum mir das so dermaßen peinlich ist, kann ich nicht erklären. Es ist einfach die Angst da, dass ich meine letzte gute Freundin auch noch verlieren könnte, weil sie sich vielleicht vor meiner Erkrankung ekelt oder der Meinung ist, dass ich dann zu nichts mehr zu gebrauchen bin. Wenn man mit niemandem über diese Krankheit sprechen kann, ist das die Hölle. Man fühlt sich allein und verlassen von der Welt.

Rudi: Nein, ich habe mich nie allein gefühlt. Ich muss auch nicht zwingend mit jemandem darüber reden, um mich gut zu fühlen. Hier in der Gruppe bin ich Mitglied, um mir Tipps zu holen, wie ich noch die Beschwerden in den Griff bekommen könnte und was noch alles hilft. Und wenn ich einem Mitglied der Gruppe helfen kann, dann mache ich das natürlich auch. Getröstet werden muss ich nicht. Das macht meine Frau schon sehr gut, wenn ich Trost brauche.

Daniel: Ich habe mich sehr einsam gefühlt. Schon allein durch das Mobbing fühlte ich mich allein und ausgestoßen. So eine Krankheit wie der Reizdarm verstärkt das natürlich noch mal. Ich bin durch eine schwere Zeit gegangen und habe mich sehr allein gefühlt, aber das ist vorbei.

7) <u>Was würdest du einem gerade frisch diagnostizierten Reizdarm-Erkrankten oder einem Menschen mit Verdacht auf Reizdarm mit auf den Weg geben?</u>
Heidi: Ich würde ihm sagen, dass er keine Angst zu haben braucht, zum Arzt zu gehen. Ich hatte es anfangs, aber es war unbegründet. Mit einer

klaren Diagnose kann man sein Leben verbessern, wenn man weiß, was einem fehlt. Du solltest deinem Arzt jedoch vertrauen können. Wenn du dich nicht gut aufgehoben fühlst, dann wechsle den Arzt, bitte! So ein Reizdarm ist nicht ohne und du musst einen etwas längeren Wegabschnitt gemeinsam mit deinem Arzt gehen, Hand in Hand. Such dir nach der Diagnose eine Gruppe mit Reizdarm-Erkrankten. Da bekommst du wertvolle Tipps, Zuspruch und Unterstützung, was gerade in der ersten Zeit sehr wichtig ist.

Verena: Das ist für mich als selbst frisch Diagnostizierte etwas schwierig. Aber ich würde raten, dass man sich schnellstmöglich so eine Gruppe wie hier sucht, damit man sich austauschen kann. Außerdem sind alle hier in der Gruppe so hilfsbereit und freundlich. Und dem mit dem Verdacht würde ich sagen, dass er sich schnell vom Arzt untersuchen lassen soll. Es ist immer besser, wenn man weiß, was man genau hat. Dann kann man besser gegensteuern. Also, ab zum Onkel Doktor und dann eine Gruppe suchen!

Tanja: Es ist wichtig, zum Arzt zu gehen. Ohne eine genaue Diagnose befindet man sich im Ungewissen und man kann nichts gegen seine Beschwerden tun. Wenn man die Diagnose hat, dann sollte man nicht so verschlossen sein wie ich. So kann man eventuell seinen Freundeskreis verlieren und man ist allein. Das fördert nicht das Gesundwerden, sondern macht noch kranker. Ich würde jedem mit auf den Weg geben, sich Hilfe zu suchen. Sei es in Form eines Arztes, der Freunde oder einer Gruppe, in der alle das gleiche Problem haben wie man selbst. Allein schafft man das nicht.

Rudi: Heirate eine Frau wie meine, dann bist du in guten Händen. Nein, im Ernst, man sollte zum Arzt gehen, wenn man einen Verdacht hat, an so einer Störung zu leiden. Dafür sind die Ärzte doch da. Sie helfen einem. Wenn du natürlich das Gegenteil im Gefühl hast, dann such dir einen anderen Arzt. Gibt doch genug. Gib dieser Krankheit keine Chance, dein Leben zu bestimmen. Du bestimmst dein Leben. Der Reizdarm hat sich nach dir zu richten. Zeig ihm, wo der Hase langläuft! Es fällt auch mir nicht immer so leicht, auch wenn das vielleicht für dich so klingt, aber es ist zu schaffen. Man darf nur nie die Hoffnung aufgeben. Man lebt schließlich nur einmal.

Daniel: Wenn man im Verdacht steht, einen Reizdarm zu haben, dann soll man so schnell wie möglich zum Arzt gehen, damit er helfen kann, die Beschwerden zu bekämpfen. Er weiß auch am besten, welche Medikamente helfen. Einen Reizdarm kann man bekämpfen. Am Anfang ist es etwas schwer, aber man kann das schaffen. Viel schlimmer und schwerer ist es, Depressionen zu bekämpfen. In so einer Gruppe wie hier findet man ganz nette Menschen, die Tipps geben und helfen. Jeder, der einen Reizdarm hat, sollte sich in einer Gruppe anmelden.

Hier enden nun die Interviews der lieben Menschen, die sich bereit erklärt haben, andere Betroffene mit Reizdarm oder Menschen mit Verdacht, einen Reizdarm zu haben, ein kleines Stück mit auf ihren Weg zu nehmen. Sie haben einen kleinen Einblick in das Leben mit einem Reizdarm gegeben. Dafür habe ich mich, auch in Ihrem Namen, am Ende natürlich noch einmal ganz herzlich bei ihnen bedankt. Alle fünf haben es liebend gern gemacht und hoffen, dass sie helfen konnten. Ich finde, das haben sie, oder?

Hier ist es nun das Ende – für Sie hoffentlich ein neuer Anfang

Die Interviews mit fünf Menschen, die ihre Diagnose „Reizdarm" auf ihre eigene Weise aufgenommen und einen Weg gefunden haben, mit ihm zu leben und die Symptome einzudämmen, haben einige Parallelen aufgezeigt. Haben Sie gemerkt, dass alle Fünf geraten haben, einen Arzt aufzusuchen? Dass ihre Symptome, mit denen unter dem Punkt „Symptome eines Reizdarms" in diesem Ratgeber übereinstimmen? Dass sich bei vier von ihnen höchstwahrscheinlich durch Stress und/oder Depressionen der Reizdarm in ihrem Körper entwickelt hat? Bei Heidi spielen zwar ihre Essstörungen eine wesentliche Rolle, jedoch ist der Ursprung, dass sie sich zu pummelig gefühlt und sich deshalb unter Stress gesetzt hat, so schnell wie möglich abzunehmen und in Form zu kommen, damit sie den Männern gefallen kann. Und ist Ihnen ebenfalls aufgefallen, dass sich die Mehrheit von den Fünf allein mit ihrer Diagnose gefühlt haben oder sich gefühlt hätten, wenn sie sich keine Hilfe gesucht hätten?

Ich hoffe, dass ich Ihnen mit diesem Ratgeber ein klein wenig Ihre Ängste und Scheu abspenstig machen konnte, und vor allen Dingen, dass ich Ihnen das Gefühl genommen habe, dass Sie mit Ihrem Reizdarm oder mit den Ängsten eventuell einen Reizdarm zu haben, allein sind. Das sind Sie nämlich absolut nicht. Suchen Sie sich Hilfe und Unterstützung von Mitbetroffenen. Dann verschwinden das Gefühl und die Angst vor dem

Alleinsein vollends. Mit Hilfe ist es leichter, den Ursachen, Symptomen und Folgen eines Reizdarms den Kampf anzusagen. Ein liebevolles, stärkendes Miteinander nährt Ihr Seelenleben mit positiven Gefühlen, was sich wiederum positiv auf Ihre Reizdarm-Beschwerden auswirkt. Die Beziehung zwischen Darm und Psyche bekommt man nicht beendet. Man kann sie aber positiv beeinflussen.

Suchen Sie sich Hilfe in Form von Ärzten und Mitbetroffenen. Beachten Sie beim Arztbesuch, dass Sie sich sicher fühlen und der Arzt sämtliche andere Erkrankungen ausschließt. Werden Sie Ihr eigener Experte, denn auf Sie kommt es an, sich in Ihren Körper einzufühlen und ihn zu beobachten. Der Weg ist für jeden Betroffenen individuell. Es ist ein langer Weg, aber, wie schon erwähnt, er lohnt sich. Und mit vereinten Kräften ist vieles einfacher.

Herstellung und Verlag:

BoD – Books on Demand, Norderstedt

ISBN: 9783756837496

1. Auflage

Kontakt: Psiana eCom UG/ Berumer Str. 44/ 26844 Jemgum

Covergestaltung: Fenna Larsson

Coverfoto: depositphotos.com

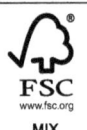